Basische Ernährung Kochbuch

Wie Sie Ihren Körper natürlich entgiften und endlich ein gesundes Leben führen

Leckere Rezepte für Kranke, Fastende und Genesende

Tom Wiest

1. Auflage

ISBN: 9781793411310

Inhaltsverzeichnis

Einführung in die Base-überschüssige Ernährung

Das Konzept einer stark Baseüberschüssigen Ernährung ist schon mehr als einhundert Jahre bekannt, wurde früher auch als Trenn- bzw. Schonkost bezeichnet und wird seit dem in Krankenhäusern, guten Schulen und Altenheimen überall auf der Welt täglich frisch zubereitet und von vielen Menschen verzehrt. Die sogenannte Schonkost soll den PH Wert Ihres Körpers insgesamt, speziell jedoch im Blut, Dünndarm und Bindegewebe ausgleichen bzw. konstant halten sowie den menschlichen Körper vor und nach chirurgischen Eingriffen, während des Fastens (Heilfasten, das Fasten bestimmter Lebensmittel) bei schwerer oder chronischer Krankheit, in Regenerationsphasen, während der Genesung, bei Allergien oder im andauernden Heilungsprozess unterstützen und diesen vor allem ausgewogen und schonend ernähren. Eine basisch zentrierte, auch stark baseüberschüssige Ernährung genannt, bedeutet vor allem den Verzicht des Betroffenen auf Weißmehl, Weißmehlprodukte, raffinierten Zucker (einschließlich aller Derivate), stark eiweißhaltige Lebensmittel wie Fleisch, Wurst, Vollmilch u.ä., sowie aller anderen Nahrungsmittel, durch deren Verzehr im menschlichen Körper auf natürliche Weise verschiedene Säuren (Aminosäuren) gebildet werden, welche den Körper oder Teile des Körpers bei schlechter oder unzureichender Ernährung übersäuern können.

Des Weiteren wird bei dieser speziellen Ernährungsart zwischen schwach und stark Basebildenden, PH-Wert neutralen sowie schwach und stark Säurebildenden Lebensmitteln streng unterschieden. Stark Säurebildende Nahrungsmittel sind vom Konsum gänzlich ausgeschlossen, schwach Säureerzeugende, basebildende und PH-Wert neutrale Nahrung kann jederzeit gegessen werden (auf Seite 3 finden Sie nachfolgend eine Tabelle mit den herkömmlichen, wichtigsten Lebensmitteln, einschließend des angepassten Säure-Base Gehaltes). Fastfood, Süßigkeiten, Alkohol, vorgefertigte Backwaren oder industriell hergestellte Lebens- und Genussmittel sind auf Grund der zugesetzten Konservierungsmittel, Geschmacksverstärker und anderer chemischer Zusätze (oft auch Zucker!) sehr starke Säurebildner und für die gesunde, menschliche Ernährung nicht wirklich geeignet! Der vollständige Verzicht auf (schwach) Säurebildende Lebensmittel ist jedoch weder nötig noch möglich. Ernährungswissenschaftler und Ärzte empfehlen eine 80 zu 20 Diät für Genesende, Allergiker und chronisch kranke Menschen (z.B.: bei Neurodermitis und verschiedenen Krebsarten).

Bei dieser Anwendung werden zur täglichen Nahrungsaufnahme 80% Basebildende Lebensmittel und nur 20% neutrale oder schwach Säurebildende Nahrungsmittel verzehrt. Dieser ausgewogene Säure/Base Wert Ihrer Ernährung belastet das Verdauungssystem nur unerheblich, schützt Ihre Organe vor Übersäuerung,"pendelt" den PH. Wert in Blut und Gewebe exakt ein, lindert Schmerzen und kann zur Heilung beitragen z.B. bei schwereren Ekzemen, starken Hautirritationen oder auch Neurodermitis u.ä. Die basische Ernährung entzieht nachweislich verschieden Krebsarten die Nahrungsgrundlage. Ab einem durchschnittlichen

PH-Wert von über 7,36 stoppen Tumore ihr Wachstum durch Nahrungsmangel!

Für zahlreiche chronisch kranke Menschen und viele Allergiker ist die basisch zentrierte Ernährung die einzige Möglichkeit Schmerz und/oder Beschwerdefrei zu leben und zu arbeiten. Als unnatürliche Alternative verbleiben oft nur die Produkte der pharmazeutischen Industrie, welche den menschlichen Körper jedoch stark belasten und langfristig nur wenig zur Verbesserung Ihrer Gesundheit oder zur Abheilung ihrer Allergie beitragen können. Die starke Umweltverschmutzung, sowie die Verunreinigung landwirtschaftlicher Nutzflächen und Produkte (durch Überdüngung, Genmanipulation, das Auslaugen von Böden und Flächen, Ernterückgänge, u.s.w.) führen zu immer mehr Allergien, chronisch kranken Menschen, zu Fehlentwicklungen (speziell bei Kindern),

Beeinträchtigungen des genetischen Materials sowie zur Verschlechterung des allgemeinen Gesundheitszustandes der Menschheit insgesamt.

Der Frischegrad und die Zubereitungsmethoden Ihrer Lebensmittel sind die allerwichtigsten Aspekte bei der Herstellung gesunder Nahrung. Bitte verzehren Sie nur frische, rohe oder wenig behandelte Nahrungsmittel, welche Sie selbst schonend zubereitet haben. Verzichten Sie deshalb unbedingt auf industriell hergestellte Nahrung, Zucker, Fastfood und sogenannte Nahrungsergänzungsmittel, da diese den Magen-Darm Trakt einschließlich des Verdauungssystems stark belasten, ernährungsphysiologisch für den menschlichen Körper wertlos sind und eigentlich nur ungesunde Füllmasse, aber keine Lebensmittel darstellen. Essen Sie deshalb nichts, was Ihre Großmutter nicht auch sofort und eindeutig als menschliches Nahrungsmittel identifizieren würde. Bitte beachten Sie außerdem, dass der Nährstoff-, Vitamin- und Mineraliengehalt heutiger Lebensmittel sehr viel geringer ist als noch vor einigen Jahren oder Jahrzehnten. Kaufen Sie deshalb speziell Obst, Gemüse, Vollkornprodukte oder Hülsenfrüchte lokal ein, bauen diese womöglich selbst an und bereiten dann damit langsam und schonend Ihre Lieblingsgerichte zu (geringe Hitzezufuhr und langsames Kochen, keine künstliche Konservierung, Farbgebung oder Geschmacksverstärker).

Dieses Rezeptbüchlein und Ratgeber wendet sich im Besonderen an Menschen welche unter schweren Allergien oder Chronischen Krankheiten leiden, gerade genesen oder sich auf einen chirurgischen Eingriff vorbereiten bzw. solchen gerade überstanden haben und aus diesen oder anderen, persönlichen Gründen Ihre Ernährungsgewohnheiten verändern möchten oder müssen. Mehrere Ernährungsspezialisten und ein erfolgreicher Diätkoch haben gemeinsam, alle hier vorgestellten basisch zentrierten Gerichte, für Sie entwickelt um sicher zu stellen, dass Ihre basische Ernährung ausgewogen, vielseitig und selbstverständlich schmackhaft, von Ihnen zubereitet und genossen werden kann. Das alles natürlich ohne den Eindruck (oder Geruch/Geschmack) von langweiligem Krankenhausessen oder Schonkost! Lassen Sie sich bitte von diesen Rezepten positiv überraschen!

Ich möchte mich bei Ihnen für Ihr freundliches Interesse beim Lesen dieses Ratgebers/Rezeptbuches herzlich bedanken und wünsche Ihnen im Krankheitsfall Durchhaltevermögen, viel Kraft, eine gute Besserung, sowie Spaß, Gelingen und immer recht guten Appetit beim nachkochen und genießen dieser wirklich leckeren, baseüberschüssigen Rezeptideen.

Übersicht – herkömmliche Säurebildende, Basebildende und Lebensmittel mit neutralem pH-Wert		
Base bildende Lebensmitte	Leicht saure bzw.neutrale Lebensmittel	Saure Lebensmittel
Gemüse und Sprossen Auberginen Blattkohl Blumenkohl Brokkoli Feldsalat Grüne Bohnen Grünkohl Gurken Kartoffeln Knoblauch Kohlrabi Kohlsalat Kopfsalat Kürbis Lauch Mangold Möhre Paprikaschote n Pastinake Radieschen	**Früchte:** Apfel Ananas Aprikose Birne Blaubeere Cranbery Erdbeere Granatapfel Heidelbeere Himbeere Honigmelone Johannisbeere Mandarine Mango Orangen Papaya Pfirsich Traube Wassermelone **Getreideprod ukte und**	**Tierische Produkte:** Wurst Fisch Geflügel Kalb Lamm Meeresfrüchte Rind Schwein Wild Ei Käse Quark **Getreideprod ukte** Weißmehlprod ukte Mais- /Speisestärke **Nüsse** Cashewkerne Erdnüsse Pistazien

Rettich Rosenkohl rote Beete Rotkohl Rucola Schwarzwurze l Sellerie Sojasprossen Spargel Spinat Spirulina Süßkartoffeln Tomaten Weißkohl Zucchini Zwiebel **Früchte:** Avocado Bananen Grapefruit Kokosnuss Kirschen Limette Zitrone **Nüsse und Kerne**	**Hülsenfrücht e** brauner Reis Haferflocken Kichererbsen Kidneybohnen Linsen Nudeln aus Buchweizen oder Dinkel Sojabohnen Vollkornbrot Vollkornreis Wildreis **Nüsse** Wallnüsse Pekanüsse Makadamianü sse Pinienkerne **Öle und Fette** Sesamöl Sonnenblume nöl Walnussöl	**Tierprodukte:** Buttermilch Eier homogenisiert e Milch Käse Quark **Getränke:** Alkoholische Getränke Energiedrinks Fruchtsäfte Kaffee Kohlensäureh altige Getränke schwarzer Tee

Sonnenblume nkerne Kürbiskerne Wassermelone nkerne Sesamsaat Leinsamen Buchweizenec ke **Getränke** Gemüsesaft Hafermilch Mandelmilch Molke Sojamlich Wasser, rein Mate/Tereré **Öle und Fette** Avocadoöl Kokosnussöl Mandelöl Olivenöl, (aus erster kalter Pressung)	 **Süßungsmitt el:** Agavendicksaf t Apfeldicksaft Birnendicksaft	

Warme Küche

warme Speisen und Getränke

leichtes Schmorgemüse

kcal.: 171

Zutaten:

- 300 g Auberginen
- 100 g Paprika, rot
- 100 g Paprika, grün
- ½ Chilischote
- 1 Schalotte
- 5 Oliven, grün und ohne Stein
- 6 Zweige Thymian
- ½ Bund Basilikum
- 400 ml Gemüsebrühe
- 2 TL Tomatenmark

- 2 EL Olivenöl
- ½ TL Tandoori Paste (oder Gewürzmischung)
- Salz und Pfeffer

Zubereitung:
Zuerst die Aubergine, Chili- und Paprikaschoten gut abwaschen und abtropfen lassen. Danach wird die Aubergine halbiert und in Scheiben geschnitten. Die Paprikaschoten halbieren Sie ebenfalls, entkernen diese gründlich und schneiden sie danach in mundgerechte Stücke. Nun werden die Oliven in Scheiben geschnitten und die geputzte Chilischote in dünne Ringe.

Jetzt bitte die Schalotte schälen und sehr fein hacken. Kräuter waschen, gut abtrocknen lassen und Thymianblättchen vom Stiel abzupfen.

Die gehackten Schalotten werden nun in heißem Olivenöl kurz angeschwitzt und dann das vorbereitete Gemüse dazu gegeben. Bitte gut anbraten lassen. Fügen Sie nun das Tomatenmark hinzu, welches etwas einköcheln soll und danach mit der Gemüsebrühe abgelöscht wird.

Ein wenig köcheln lassen, anschließend die Oliven, den Thymian und das Tandoori unterrühren, mit Salz und Pfeffer würzen und nun alles bei mittlerer Hitze für etwa 8 – 10 Minuten weiter kochen lassen, bis die Flüssigkeit komplett verdampft ist.

Auf Tellern anrichten, mit den Basilikumblättchen garnieren und servieren.

Geröstete Pflaumen und Pfifferlingen

kcal.: 190

Zutaten:

- 4 große Pflaumen
- 300 g Pfifferlinge (frisch oder tiefgeroren)
- 12 ml Olivenöl
- 30 g Butter
- ½ Bund Petersilie
- Salz und Pfeffer
- etwas geriebene Muskatnuss

Zubereitung:

Die Pflaumen waschen, entkernen, danach in Viertel schneiden und vollständig mit Olivenöl einmal gründlich einreiben. Anschließend werden alle Pflaumenviertel reichlich mit Salz und Pfeffer gewürzt.

In dem auf 220°C vorgeheizten Backofen werden die Pflaumen nun auf einem Backblech platziert und für 15 Minuten im Ofen geröstet.

Beginnen die Früchte weich zu werden und sich leicht zu bräunen sind sie servierfertig.

Die Petersilie bitte putzen, waschen und feinhacken.

Pfifferlinge werden geputzt, sehr gut gewaschen und danach abgetrocknet. Die Pilze jetzt in mundgerechte Stücke schneiden und in der Pfanne mit heißer Butter bei mittlerer Hitze kurz braten. (je nach Größe 3 - 5 Minuten). Mit Salz und Pfeffer würzen, zum Schluss mit der gehackten Petersilie bestreuen, gut vermischen, anrichten und servieren.

Gefüllte Auberginen

(auf türkische Art)

kcal.: 450

Zutaten:

- 2 Auberginen102
- 6 Tomaten 120
- 2 Zwiebeln 80
- 2 Zehen Knoblauch
- ½ Chilischote
- 1 EL Essig
- 2 EL Olivenöl 282
- 2 EL Pinienkerne 266
- 1 Priese Zimt
- ½ TL Muskatnuss
- etwas Nelkengewürz
- 1 Priese Zucker
- Salz und Pfeffer

Zubereitung:
Die Auberginen müssen zuerst einmal mit heißem Wasser kurz überbrüht werden (blanchieren) ohne dass der Stiel abgeschnitten oder beschädigt wird. Nach dem Blanchieren die Früchte vorsichtig trocken tupfen und danach in Streifen, der Länge nach, die Schale entfernen. Es entsteht ein Streifenmuster in der Form „geschälter, dann ungeschälter Streifen, geschälter....“ usw.

Die Auberginen werden jetzt der Länge nach aufgeschnitten, das Fruchtfleisch mit Hilfe eines Löffels herausgelöst und anschließend in kleine Würfel geschnitten. Die Tomaten werden zuerst kurz in siedendes Wasser getaucht, danach geschält, komplett entkernt und danach in kleine Würfel geschnitten.

Nun werden die Zwiebeln geschält und sehr fein geschnitten. Danach den Knoblauch ebenfalls schälen, fein hacken und mit der Zwiebel zusammen in heißem Olivenöl anschwitzen. Die Chilischote wird jetzt halbiert, danach entkernt, anschließend fein gehackt und dem Gargut hinzugefügt.

Die Tomaten- und Auberginenwürfel, Pinienkerne und alle oben angegebenen Gewürze werden in die Pfanne gegeben, mit Salz, etwas Zucker und dem Essig abgeschmeckt und für etwa 10 Minuten bei geringer Hitze gedünstet.

Das nun gegarte Gemüse bitte abkühlen lassen, danach in die vorbereiten Auberginenhälften füllen und abschließend mit etwas Olivenöl beträufeln.

Heizen Sie nun Ihren Backofen auf 200°C vor und ölen Sie eine geeignete Auflaufform ein, in welche nun die Auberginen platziert und für etwa 20 – 30 Minuten (größenbedingt) überbacken werden.

TIPP: Schmeckt gut zu Wildreis, Buchweizen oder Hirse!

Thailändische Kürbissuppe

kcal.: 285

Zutaten:

- 1 kleiner Bio Hokkaido-Kürbis
- 1 kleine Zwiebel
- 1 Chilischote
- 30 g frischer Ingwer
- 100 ml Gemüsebrühe
- 200 ml Kokosmilch
- 1 EL Sonnenblumenöl
- ½ Stange Zitronengras
- ½ Bund Petersilie
- Salz und Pfeffer

Zubereitung:
Der Kürbis wird gewaschen, vollständig entkernt, danach zerkleinert und einschließlich seiner Schale in Würfel von 2 – 3 cm Größe geschnitten.

Der Ingwer wird geschält, fein gerieben und das Zitronengras zerkleinert.

Schälen Sie jetzt die Zwiebel, hacken diese fein und braten sie danach in einem großen Topf glasig an. Ist das Gargut angebraten, wird es mit Brühe abgelöscht und anschließend mit gehackter Petersilie, Chili, Curry, frischem Pfeffer und Salz gewürzt.

Nun die Suppe solange leicht köcheln lassen, bis eine cremige Konsistenz entstanden ist.
Jetzt wird der Topf von der Hitzezufuhr abgeschnitten und mit Hilfe eines Stabmi-

xers vorsichtig der Topfinhalt püriert. Kokosmilch dazugeben und für 10 weitere Minuten unter leichtem köcheln garen lassen.

Auf Tellern anrichten und heiß servieren.

Blumenkohl-Brokkoli Pfanne

kcal.: 72

Zutaten:

- 200 g Sellerie
- 200 g Brokkoli
- 200 g Blumenkohl
- 1 Zehe Knoblauch
- 1 EL Sojasoße
- 150 ml Gemüsebrühe
- Pfeffer und Salz

Zubereitung:

Den Sellerie gut waschen und in gleichmäßig große Scheiben schneiden. Danach den Knoblauch schälen, etwas anquetschen, fein zerkleinern und anschließend ohne Öl in einer beschichteten Pfanne anrösten.

Brokkoli und Blumenkohl putzen, waschen und in ca. 1 cm große Stücke zerteilen.

Dem angerösteten Knoblauch werden nun die Gemüsebrühe und Sojasoße hinzugefügt und alles zusammen für 2 Minuten durchgekocht.

Geben Sie nun die Selleriescheiben dazu und lassen Sie diese für etwa 10 Minuten mitkochen.

Im Anschluss werden die vorbereiteten Brokkoli- und Blumenkohlstückchen in die Gemüsebrühe eingerührt und im geschlossenen Topf für weitere 5 Minuten gekocht.
Die Flüssigkeit sollte während dieser Zeit vollständig vom Gargut aufgenommen werden.

Mit Salz und Pfeffer würzen und heiß servieren!

gefüllte Tomaten

kcal.: 215

Zutaten:

- 50 g Wildreis
- 4 große Fleischtomaten
- 1 Zucchini
- 1 Schalotte
- 6 getrocknete Aprikosen (ungeschwefelt!)
- 2 EL Pinienkerne (wahlweise geröstete Sonnenblumenkerne)
- 1 EL Olivenöl
- etwas frische Minze
- ½ TL Ras el hanout (arabische Gewürzmischung, oder Harissa)

Zubereitung:

Als erstes sollte der Reis gar gekocht werden.

Die Schalotte schälen und in kleine Würfel schneiden. Zerreiben Sie jetzt auf dem Reibeisen die gewaschene und geputzte Zucchini und zerstoßen einschließend im Mörser grob die Pinienkerne (können auch gehackt werden). Die getrockneten Aprikosen werden ebenfalls jetzt in kleine Stücke geschnitten.

Die Tomaten werden gewaschen und anschließend der obere Teil wie ein Deckel abgeschnitten. Das Fruchtfleisch wird nun mit Hilfe eines kleinen Löffels aus der Tomate vorsichtig herausgeschält. Ungefähr die Hälfte des herausgeschälten Tomateninneren wird in kleine Stücke geschnitten und für das spätere Braten zur Seite gestellt.

Olivenöl in einer Pfanne erhitzen, die Zwiebel darin glasig anbraten und anschließend die Pinienkerne, die getrockneten Aprikosenstückchen und die geriebene Zucchini hinzufügen, mit der Ras el Hanout Gewürzmischung gut vermischen und danach für 5 - 6 Minuten kochen.

Geben Sie das vorbereitete Tomateninnere in die Pfanne und lassen dieses für weitere 2 Minuten mitkochen. Danach wird der Reis der Gemüsepfanne hinzugefügt, die Minze waschen, abtrocknen, fein hacken und durch Rühren unter der Masse verteilen.

Für etwa 10 – 15 Minuten abkühlen und durchziehen lassen. Danach den Backofen auf 200°C vorheizen und die vorbereiten

Tomaten auf einem Backblech platzieren. Beginnen Sie jetzt mit dem Füllen der leeren Tomaten. Diese werden bis zum Rand mit der vorbereiten, nun erkalteten, Reis-Gemüsemasse befüllt, mit den abgeschnitten Deckeln wieder „verschlossen“ und für 15 - 18 Minuten im Ofen gebacken.

Basischer Grünkohleintopf

kcal.: 262

Zutaten:

- 250 g frische Grünkohlblätter
- 250 g Kartoffeln
- 2 mittelgroße Tomaten
- 2 Zwiebeln
- 1 Zehe Knoblauch
- 500 ml hefefreie Gemüsebrühe
- 2 EL Kokosöl
- Thymian (gemahlen)
- Salz und Pfeffer

Zubereitung:

Schälen und hacken Sie danach die Zwiebeln und den Knoblauch fein und braten Sie diese anschließend in einem Topf mit heißem Kokosöl glasig an.

Die Kartoffeln schälen, waschen, in etwa 2 cm Kantenlänge große Würfel schneiden und für 2 Minuten mit den Zwiebeln dünsten.

Geben Sie jetzt die Gemüsebrühe dazu, salzen bei Bedarf etwas und lassen den Inhalt im geschlossenen Topf für 10 Minuten köcheln.

Nun wird der Grünkohl dazu geben und für ca. 15 Minuten mitgegart.

Als letztes putzen und schälen Sie die Tomate, schneiden diese in Würfel und lassen diese für die letzten 3 Minuten des Garprozesses im Topf mitkochen.

Hitzezufuhr stoppen, mit Thymian, Salz und Pfeffer abschmecken und anrichten.

Kichererbsensuppe

kcal.: 350

Zutaten:

- 400 g Kichererbsen, vorgekocht oder aus der Dose
- 2 große Tomaten
- 150 g Grünkohl
- 1 Zwiebel
- 2 Zehen Knoblauch
- 200 ml Gemüsebrühe
- 1 TL Olivenöl
- ½ Bund Petersilie
- 1 TL Kreuzkümmelsamen
- Salz und Pfeffer

Zubereitung:

Der Kreuzkümmel wird in einer Pfanne solange angeröstet, bis sein Aroma austritt. Nun werden die vorbereiten Kichererbsen in den gerösteten Kreuzkümmelsamen gegeben und so lange in diesem geschwenkt und gerollt, bis alle Kichererbsen vollständig mit dem Kreuzkümmelsamen umschlossen sind. Im Anschluss werden die zerschnittenen Tomaten, der geschälte und zerkleinerte Knoblauch, die kleingehackte Zwiebel und die fein gehackte Petersilie hinzugefügt.

Füllen Sie jetzt bitte die Pfanne mit der Gemüsebrühe auf und kochen darin für etwa 20 Minuten bei schwacher Hitze die Kichererbsen, bis diese bissfest sind.

Den Grünkohlblätter gut waschen und zerkleinern.

Der vorbereitete Grünkohl wird für die letzten 4 Minuten Garzeit der Suppe beigefügt, welche schließlich noch mit Olivenöl, Pfeffer und Salz abgeschmeckt wird.

Spitzkohl-Kurkuma Pfanne

kcal.: 570

Zutaten:

- 6 Kartoffeln
- 1 Spitzkohl (ca. 400 g)
- 1 Paprika
- 2 Möhren
- 2 Zwiebeln
- 2 EL Olivenöl
- 2 TL Kurkuma
- 1 TL Curry
- 150 ml Kokosmilch (Rezept siehe „Kalte Küche“)
- 2 EL Sesam
- Salz und Pfeffer

Zubereitung:

Der Spitzkohl wird gewaschen, danach der Strunk entfernt, anschließend den Kohl vierteln und in feine Streifen schneiden. Die Zwiebeln schälen und in Würfel schneiden. Die Möhren und Kartoffeln werden geschält, gewaschen und anschließend gewürfelt. Paprika waschen und in Streifen schneiden.

Nun Olivenöl in einer Pfanne erhitzen und darin die Zwiebeln kurz glasig anbraten. Danach die Möhren und Kartoffelwürfel dazugegeben und für ungefähr 10 Minuten in der Pfanne mitbraten lassen.

Die Spitzkohlstreifen hinzufügen und etwa 3 Minuten mitgaren. Hitzezufuhr verringern und bei schwacher Hitze den Kohl dünsten, bis dieser weich gekocht ist.

Jetzt wird die Kokosmilch in die Pfanne eingerührt und das Gericht bei mittlerer Hitze einmal aufgekocht. Würzen Sie mit Curry und Kurkuma und schmecken ggf. noch einmal mit Salz und Pfeffer ab. Richten Sie nun die leckere Spitzkohl-Curcuma Pfanne auf Tellern an, bestreuen diese großzügig mit Sesamsamen und servieren.

Hirse-Porridge mit Kokos

kcal.: 560

Zutaten:

- 120 g Hirse (handelsüblich)
- 150 ml Kokosmilch, frisch (siehe Rezeptangabe S. 25)
- 200 ml Wasser
- 1 Apfel (ca. 120 g)
- 4 getrocknete Aprikosen, ungeschwefelt
- 2 EL Kokosflocken
- 1 EL Sesam
- 2 EL Leinsamen, geschrotet
- 1/3 TL Zimt
- 1 Priese Salz

Zubereitung:

Die Hirse wird zuerst gewaschen dann gespült und anschließend mit der Kokosmilch, den 200 ml warmen Wasser, dem Sesam, der geschroteten Leinsaat und einer Messerspitze Salz zum Kochen gebracht.

Danach den Apfel waschen, das Kerngehäuse vollständig entfernen, in kleine Stückchen schneiden und nun im Topf mitkochen lassen. Die getrockneten Aprikosen werden in sehr, sehr kleine Stücke geschnitten und ebenfalls untergerührt. Etwa 5 – 6 Minuten muss das Gericht jetzt bei schwacher Hitze leicht köcheln und danach für etwa 10 Minuten quellen. Sollte der Brei zu dick geworden sein, kann das Porridge durch das Hinzufügen von Kokosmilch wieder „verdünnt“ werden.

Die Kokosflocken jetzt in einer Pfanne ohne Zugabe von Öl und nur für sehr kurze Zeit schwach anbräunen.

Hat das Porridge die von Ihnen gewünschte Konsistenz, werden die leicht gerösteten Kokosflocken und der Zimt eingerührt.

Garnieren Sie mit einigen kleingeschnittenen getrockneten Aprikosen, Bananenscheiben, Beeren oder anderen Früchten Ihrer Wahl.

Gefüllte Champignons mit Kürbisgemüse

kcal.: 355

Zutaten:

- 500 g Hokkaido Kürbis 140
- 10 große Champignons 40
- etwas Sellerie (ca. ½ Knolle)
- 1 kleine Zwiebel 20
- 2 Schalotten 35
- 2 kleine Zehen Knoblauch
- Saft einer Zitrone
- 1 EL geriebener Ingwer
- 1 Bund Petersilie
- 2 EL Olivenöl 282
- 25 g Butter 185
- 1 TL Gemüsebrühe in pulverform (hefefrei) 4
- Wasser, basisch (zum kochen)

- Salz und Pfeffer

Zubereitung:

Den Kürbis vierteln, schälen und anschließend in kleine Würfel schneiden. Die Zwiebel und eine Zehe Knoblauch schälen, die Zwiebel kleinwürfeln und den Knoblauch feinhacken. Bitte den Ingwer reiben.

Erhitzen Sie nun in einer passenden Pfanne Olivenöl und braten darin die Zwiebelwürfel und den fein gehackten Knoblauch goldbraun an. Jetzt mit ausreichend Wasser ablöschen (das Gargut muss knapp mit Wasser bedeckt sein!), dann aufkochen lassen, Gemüsebrühe einrühren und die Kürbiswürfel sowie den vorbereiten Ingwer hinzufügen. Im geschlossenen Topf für mindestens 12 - 15 Minuten bei schwacher Hitze gar dünsten.

Die Champignons bitte gründlich waschen, danach die Stiele vorsichtig entfernen, diese putzen und anschließend in kleine Würfel schneiden. Der Sellerie wird geschält und ebenfalls in feine Würfel geschnitten. Die Schalotten schälen und grob hacken, danach den Knoblauch schälen und diesen fein hacken.

Erhitzen Sie nun in einer Pfanne Butter, in welcher Sie die gehackten Schalotten, zusammen mit dem Knoblauch glasig andünsten. Jetzt Sellerie- und Champignonwürfel dazugeben und für 3 – 4 Minuten mit garen lassen. Bitte salzen und pfeffern Sie die Masse ausreichend und befüllen mit dieser die auf einem Backblech angerichteten Champignonköpfe. Auf jeden gefüllten Champignonkopf abschließend eine Butterflocke setzen und bei 180°C im vorgeheizten Backofen für 10 Minuten garen.

Die Petersilie waschen, abtrocknen, fein hacken und eine Hälfte auf die fertig gegarten Pilzköpfe streuen. Mit der 2. Hälfte der Petersilie, sowie mit dem Zitronensaft, Salz und Pfeffer wird das nun servierfertige Kürbisgemüse abschmeckt und neben den Pilzköpfen auf Tellern angerichtet.

Ofenkartoffeln

kcal.: 145

Zutaten:

- 2 große Kartoffeln (oder 4 kleine)
- 1 EL Olivenöl
- Majoran (nach Geschmack)
- Salz und Pfeffer
- Aluminiumfolie nach Bedarf

Zubereitung:

Die Kartoffeln bitte sehr gut abwaschen, aber nicht schälen. Entfernen Sie ggf. ungeeignete oder verdorbene Teile.

Für jede einzelne Kartoffeln wird jetzt eine passende Aluminiumfolie zurechtgeschnitten und die Knollenfrucht darauf gelegt. Bitte stechen Sie nun mit einer Gabel ungefähr 4- 5 Mal leicht in die Kartoffel hinein. Dies dient dem Flüssigkeitsaustritt und zur besseren Aufnahme der Gewürze.

Im Anschluss etwas Olivenöl über jede Kartoffel gießen, mit Salz würzen und mit Majoran bestreuen. Die Kartoffeln werden jetzt vorsichtig in die Alufolie eingewickelt und danach für etwa 30 – 45 Minuten (nach Kartoffelgröße) bei 220°C im vorgeheizten Ofen gebacken. Die Ofenkartoffeln sind fertig gegart, wenn Sie leicht mit einem Messer oder Gabel hineinstechen können.

TIPP: Gebackene Ofenkartoffeln eignen sich hervorragend als Beilage,
zum Beispiel für das folgende Gericht.

Gebratene Auberginen

kcal.: 397

Zutaten:

- 1½ große oder 2 mittelgroße Auberginen
- 6 EL Vollkornmehl
- 4 – 6 EL Olivenöl
- Salz

Zubereitung:

Zuerst werden die Auberginen sehr gut gewaschen, der Stiel entfernt und danach in gleichmäßige, etwa 1 cm dicke Scheiben geschnitten. Nun alle Auberginenscheiben beidseitig mit Salz einreiben und anschließend für mindestens 1 Stunde im Kühlschrank ruhen lassen (nötig für den Wasseraustritt aus der Frucht).

Die vorbereiten Auberginenscheiben mit Küchenpapier gut abtrocknen und danach in Vollkornmehl mehrmals wenden. Überschüssiges Mehl abklopfen. Erhitzen Sie nun in einer Pfanne das Olivenöl und braten Sie darin die vorbereiteten Auberginenscheiben bis diese eine schöne, goldbraune Farbe angenommen haben. Mehrmals wenden! Wenn nötig Öl hinzufügen. Nach dem Garprozess werden die fertig gebratenen Auberginenscheiben zuerst auf Küchenpapier gelegt, sodass das überschüssige Öl ablaufen kann.

Schmeckt heiß oder kalt sehr gut!

Grüne Bohnen mit Sesamsaat und Waldpilzen

kcal.: 332

Zutaten:

- 300 g grüne Bohnen (frisch oder tiefgefroren)
- 400 g Waldpilze (auch gemischt, frisch oder tiefgefroren)
- 1 ½ Frühlingszwiebeln
- ¼ Chili-Schote
- Saft und Abrieb einer viertel Bio-Zitrone
- 1 kleines Bund Petersilie
- 25 g Butter
- 1 EL Sonnenblumenöl
- 1 EL Olivenöl
- 1 EL Sesamöl

- 1 EL Sesamsamen

Zubereitung

Die Bohnen auftauen lassen, abspülen und danach in einen Topf mit reichlich kochendem Salzwasser für 10 Minuten gar kochen. Anschließend das Kochwasser abgießen und die Bohnen abkühlen lassen.

Die Frühlingszwiebeln putzen, waschen und in schmale Ringe schneiden. Die Chili-Schote ebenfalls gut waschen, vierteln, die Kerne vollständig entfernen, danach die Schote in dünne Ringe schneiden und zusammen mit den vorbereiten Frühlingszwiebeln in einer großen Pfanne mit dem heißen Sesamöl etwa 2 - 3 Minuten bei mittlerer Hitzezufuhr dünsten.

Mit Hilfe einer Reibe nun die Schale einer viertel Bio-Zitrone abschaben, anschließend die Frucht halbieren und die benötigte Saftmenge auspressen und auffangen.

Nun den Zitronensaft und die Schale unterrühren, dann vorsichtig die Bohnen dazugeben, mit Salz und Pfeffer würzen und anschließend bei schwacher Hitze für etwa 10 Minuten dünsten.

Rösten Sie nun ohne Fett in einer geeigneten Pfanne für etwa 1 Minute die Sesamsaat unter ständigem Rühren an und unterbrechen Sie die Wärmezufuhr, sobald das Sesamaroma aus der Saat austritt.

Die frischen Waldpilze werden geputzt, gut gewaschen und anschließend in mundgerechte Stücke geschnitten. Geben Sie danach etwas Sonnenblumenöl in eine Pfanne und rösten Sie die Pilze unter mehrmaligem Wenden bei mittlerer Hitze für etwa 5 – 6 Minuten an. Danach Wärmezufuhr unterbrechen, die Butter in der Pfanne auslassen, mit Salz und Pfeffer würzen und die Plize in der nun ausgelassenen Butter anschwenken. Die Pilze werden nun mit der gehackten Petersilie bestreut, mit dieser gut vermischt und auf Tellern angerichtet.

Die grünen Bohnen werden neben den Pilzen platziert, mit etwas Olivenöl beträufelt, die gesamte Sesamsaat gleichmäßig über die Bohnen verteilt und diese zum Schluss mit Petersilie bestreut.

TIPP: Schmeckt auch mit Ofenkartoffeln hervorragend.

Gemüseratatouille

kcal.: 387

Zutaten:

- 350 g Kürbis
- 3 – 4 Tomaten
- 2 rote Paprika
- 3 kleine Möhren
- 1 Zucchini
- 2 mittelgroße Zwiebeln
- 1 Zehe Knoblauch
- ½ Bund Petersilie
- 20 ml Olivenöl
- 50 ml klare Gemüsebrühe
- 200 ml Wasser
- 100 g Wildreis
- 1 TL Kreuzkümmel, gemahlen
- ½ TL Kurkumapulver

- Salz und Pfeffer

Zubereitung:

Den Wildreis nach Packungsangabe in einem Topf mit reichlich Wasser gar kochen lassen.

Die Tomaten mit heißem Wasser überbrühen, danach die Frucht schälen und in Viertel schneiden.

Die Zwiebel und den Knoblauch schälen, die Zwiebel klein würfeln und den Knoblauch fein hacken. Nun den Kürbis schälen, vollständig entkernen und in ca. Fingerglied große Stücke schneiden. Die Möhren werden gewaschen, geschält und dann in dünne Scheiben geschnitten. Die Zucchini ebenfalls gründlich waschen, die Enden entfernen und anschließend in mundgerechte Stücke schneiden. Die roten Paprika waschen, das Kerngehäuse vollständig entfernen und ebenso in mundgerechte Stück schneiden. Die Petersilie gut waschen, abtrocknen und dann sehr fein hacken.

Erhitzen Sie jetzt Olivenöl in einer großen Pfanne und braten darin die vorbereiteten Zwiebelwürfel zusammen mit dem Knoblauch glasig an. Geben Sie danach das gesamte Gemüse in die Pfanne und braten dieses kurz für 2 - 3 Minuten mit. Anschließend mit Gemüsebrühe aufgießen und wieder langsam zum köcheln bringen. Nun die geschälten Tomaten hinzufügen und alles für weitere 15 Minuten bei schwacher Hitze garen lassen.

Zum Schluss die gehackte Petersilie unterrühren, mit Kreuzkümmel, Kurkuma,

Salz und Pfeffer würzen und auf Tellern anrichten.

Buchweizengrütze

kcal.: 300

Zutaten:

- 8 Erdbeeren
- 100 g Buchweizen
- 200 ml Mandelmilch, frisch
- 1 TL Honig
- 30 g gehackte Mandeln
- 1 Priese Zimt
- 1 Priese Salz

Zubereitung:

Der Buchweizen wird in einem Topf ohne Öl unter ständigem Rühren solange erhitzt, bis Sie den austritt seines Aromas riechen können.

Nun wird der angeröstete Buchweizen zusammen mit der Mandelmilch und Salz ein Mal aufgekocht und anschließend bei sehr geringer Hitzezufuhr und gelegentlichem Umrühren für etwa 15 Minuten zum Quellen stehen gelassen. Hierbei soll ein dicker Brei entstehen, den Sie ggf. wieder mit etwas Wasser verdünnen können.

Erdbeeren putzen, waschen und je nach Größe halbieren oder vierteln.

Hacken jetzt Sie die Mandeln und rühren Sie diese unter den Brei. Zum Schluss wird mit Honig und Zimt abgeschmeckt, gut umgerührt, die Buchweizengrütze auf Tellern oder in Schalen gefüllt und zusammen mit den vorbereiten Erdbeeren serviert.

TIPP: Schmeckt auch mit anderen Beeren, Mango oder Banane!
Ersetzen Sie die Mandelmilch gegen Hafermilch, ungesüßt Sojamilch oder Kokosmilch!
(Auch in Anteilen oder gemischt!)

Kartoffel-Bärlauch Suppe

kcal.: 375

Zutaten:

- 200 g Kartoffeln
- 75 g Bärlauch
- 1 kleine Zwiebel
- 1 kleine Zehe Knoblauch
- 400 ml Gemüsebrühe
- 30 ml Sahne
- 2 EL Olivenöl
- 1 EL Butter
- Muskatnuss nach Geschmack
- Salz und Pfeffer

Zubereitung:

Schälen Sie zuerst die Zwiebel und den Knoblauch, die Zwiebel würfeln Sie und der Knoblauch wird fein gehackt. Die Kartoffeln schälen, waschen und danach in kleine Würfel schneiden.

Geben Sie jetzt Öl in eine Pfanne und schwitzen darin die Zwiebelwürfel und den Knoblauch etwas an. Die Butter hinzufügen und schmelzen lassen, dann die Kartoffelwürfel einrühren und diese für 2 -3 Minuten mitbraten. Nun mit Gemüsebrühe ablöschen und anschließend den Topfinhalt langsam erhitzen und dann so lange köcheln lassen bis alle Kartoffeln weich gegart sind. Geben Sie danach die Sahne in die Suppe und lassen diese für weitere 5 Minuten bei geringer Hitzezufuhr leicht kochen.

Den Bärlauch waschen, die Blätter vorsichtig abzupfen und in die fertige Suppe geben.

Die Kartoffel-Bärlauch Suppe wird nun so lange mit einem Mixer püriert, bis sie eine feincremige Konsistenz angenommen hat und alle Bärlauchblättchen vollständig zerkleinert wurden.

Zum Schluss mit Salz und Pfeffer abschmecken und unbedingt heiß servieren.

Wichtig!: Die Suppe darf nicht mehr aufgekocht werden, da der Bärlauch sie grau färben würde. Bitte nur erhitzen!

Gewürzkakao

kcal.: 70

Zutaten:

- 2 TL Kakaopulver (stark entölt)
- 2 TL Kurkuma, gemahlen
- 1 TL Zimt, gemahlen
- 1 Priese Pfeffer
- 1 Priese Chilipulver
- 600 ml Wasser
- 2 TL Dattelsirup/ Agaven-dicksaft

Zubereitung:

Der entölte Kakao wird zusammen mit dem Dattelsirup und den oben angegebenen Gewürzen in ein großes Gefäß gegeben und daraufhin mit kochendem Wasser übergossen und sehr gut verrührt.

Etwas abkühlen lassen und genießen.

Das Getränk enthält einen erheblichen Anteil an Mineralien und Vitalstoffen, speziell Eisen!

Kalte Küche

---

kalte Speisen, Salate und Getränke

Andalusischer Tomatensalat

kcal.: 237

Zutaten:

- 4 mittelgroße Tomaten
- 100 g passierte Tomaten
- 1 Zwiebel
- 1 Zehe Knoblauch
- 10 grüne Oliven, entsteint
- 2 EL Olivenöl
- etwas Zitronensaft
- ½ Bund Petersilie
- etwas Oregano oder Thymian (nach Geschmack)

- Salz und Pfeffer

Zubereitung:

Die Tomaten werden zuerst gewaschen, geputzt und in dünne Scheiben geschnitten.

Nun die Zwiebel und den Knoblauch schälen, danach fein hacken und zu den Tomaten geben. Die Petersilie wird ebenfalls fein gehackt, dann mit Zitronensaft und den Olivenöl vermischt und anschließend unter die Tomaten gerührt. Oliven klein hacken und zusammen mit den passierten Tomaten ebenfalls unter den Salat rühren.

Letztendlich mit Oregano, Salz und Pfeffer abschmecken und für mindestens eine Stunde im Kühlschrank durchziehen lassen.

TIPP: Sehr lecker mit gebratenen Auberginen oder Folienkartoffeln!

Mango-Papaya Salat

kcal: 180

Zutaten:

- 2 Mangos mittlerer Größe (ca. 600 g)
- 200 g Papaya
- Saft einer halben Zitrone

Zubereitung:

Die Früchte schälen und alle Kerne restlos entfernen. Das Obst in Würfel schneiden und mit dem Saft einer halben Zitrone übergießen. Danach gut vermischen und anschließend etwa eine halbe Stunde durchziehen lassen.

TIPP: Schmeckt auch gut mit Sesam, Chia oder anderen Saaten angerichtet!

beeriger Chia-Pudding

kcal.: 278

Zutaten:

- 20 g Chia Samen (Bio Qualität)
- 300 ml ungesüßte Mandelmilch
- die Fruchtkerne eines Granatapfels
- 125 g Erdbeeren
- 40 g Heidelbeeren
- 2 EL Kokosflocken
- 2 EL Mandelblättchen
- Stevia nach Geschmack

Zubereitung:

Verrühren Sie in einer großen Schüssel den Chia-Samen mit der Mandelmilch und lassen danach das Gemisch für mindestens 10 – 15 Minuten zum Ausquellen ruhen.

Heidelbeeren und Erdbeeren gut abwaschen und abtrocknen. Die Erdbeeren werden nach dem Putzen in kleine Stücke geschnitten.

Die vorbereiten Beeren werden jetzt in den fertig ausgequollenen Chia Pudding gegeben und dieser mit Stevia abgeschmeckt.

Zum Schluss die Mandelblättchen, Granatapfelkerne und Kokosflocken dem Chia Pudding hinzu fügen, unterrühren und in Schüsseln anrichten.

Klassischer Obstsalat

kcal.: 325

Zutaten:

- 1 Banane
- 1 Orange
- Saft einer Zitrone
- 1 Birne
- 1 Apfel
- ¼ Ananas
- 1 Aprikose, Pfirsich oder Nektarine – je nach Saison
- ca. 25 Rosinen
- 15 g gestiftete Mandeln (optional)
- ½ EL Honig

Zubereitung:

Waschen und entkernen Sie die Birne, den Apfel und Pfirsich. Danach wird das Obst in mundgerechte Stücke geschnitten und danach in einer Schüssel gemischt. Nun Orange und Ananas schälen, ebenfalls in passende Stücke schneiden und den vorbereiten Früchten hinzufügen.

Jetzt die Bananen in dünne Scheiben schneiden, mit etwas Zitronensaft beträufeln (zwecks Verfärbungsgefahr) und zusammen mit den Rosinen und gestifteten Mandeln vorsichtig unter den Salat rühren.

Schmecken Sie letztendlich mit Honig ab und lassen den fertigen Salat zum ziehen für mindestens eine Stunde im Kühlschrank ruhen.

Arabischer Kartoffelbrei

kcal.: 322

Zutaten:

- 400 g Kartoffeln
- 10 grüne Oliven
- 1 große Zwiebel
- ½ Zehe Knoblauch
- 1 großes Bund Petersilie
- 2 TL Olivenöl
- Curcuma, (Gelbwurz), ca. 5 Gramm
- Kreuzkümmel, gemahlen (nach Geschmack)
- Salz und Pfeffer

Zubereitung:

Kochen Sie Salzkartoffeln wie gewohnt. Sind die Kartoffeln gar gekocht werden diese mit Hilfe einer Gabel oder eines Kartoffelstampfers zu einem groben Brei zerdrückt.

Schälen und hacken Sie nun die Zwiebel und den Knoblauch. Die Petersilie wird abgewaschen, abgetrocknet und ebenfalls fein gehackt. Oliven in kleine Stücke schneiden.

Jetzt werden alle vorbereiteten Zutaten in eine Schüssel gegeben, Curcuma, Kreuzkümmel und Olivenöl hinzugefügt, einmal gut umrühren und anschließend mit Salz und Pfeffer abschmecken.
Servierfertig!

Leichter Möhrensalat

kcal.: 288

Zutaten:

- 500 g frische Möhren
- 1 Zwiebel
- 4 EL Weißweinessig
- 150 ml Gemüsebrühe
- 3 EL Olivenöl
- ½ Bund Schnittlauch oder Petersilie (nach Geschmack)
- Salz und Pfeffer

Zubereitung:

Die Möhren werden zuerst gewaschen, danach geschält, anschließend gar gekocht und zum Abkühlen bei Seite gestellt.

Die Zwiebeln schälen, in kleine Würfel schneiden und in einer vorbereiten Pfanne leicht glasig anbraten. Mit Brühe ablöschen und den Essig dazu geben. Ein Mal kurz aufkochen lassen und mit Salz und Pfeffer würzen.

Nun die vorbereiteten Möhren in Scheiben schneiden, danach mit dem heißen Dressing übergießen und für etwa 30 Minuten ziehen lassen.

Nun die Petersilie (oder wahlweise Schnittlauch) waschen, abtrocknen, fein hacken und über den Salat streuen. Mit Salz und

Pfeffer abschmecken, einmal gut umrühren und unbedingt kalt servieren.

Honigbanane

kcal: 170

Zutaten:

- 3 mittelgroße Bananen
- 1 - 2 EL Honig

Zubereitung:

Die Bananen werden geschält, in Viertel geschnitten, auf Tellern angerichtet und anschließend mit Honig übergossen und serviert.

TIPP: Schmeckt auch gut mit Sesamsamen angemacht!

Himbeer-Vanille Fruchtmus

(Brutaufstrich, guter Marmeladenersatz)

kcal.: 60

Zutaten:

- 150 g Himbeeren (frisch oder tiefgefroren)
- 1 ½ EL Chia Samen
- 1 EL Agavendicksaft oder 10 – 30 Tropfen Stevia
- etwas Vanillemark

Zubereitung:

Die Himbeeren werden mit einem Pürierstab vorsichtig zerkleinert und danach der Chia Samen, die Vanille und das Stevia mit diesen verrührt.

Für mindestens 30 Minuten zum Quellen ruhen lassen und gut gekühlt servieren.

TIPP: Schmeckt auch aus allen anderen Beerenfrüchten zubereitet!
Hält sich für 3 Tage im Kühlschrank!

Guacamole

(mexikanisches Originalrezept)

kcal.: 193

Zutaten:

- 2 mittlere Tomaten
- 1 ½ reife Avocados
- 1 kleine rote Zwiebel
- 1 Zehe Knoblauch
- 1 Chili-Schote
- der Saft einer Limette
- 2 TL Joghurt
- ½ Bund Petersilie
- Koriander nach Geschmack
- 1 Priese Chilipulver
- Salz und Pfeffer

Zubereitung:

Den Knoblauch und die Zwiebel schälen und sehr fein hacken.

Die Avocados halbieren, Kern und Schale entfernen und nun mit der Zwiebel und dem Knoblauch zusammen in eine große Schüssel geben, darin zerdrücken und alles gut vermischen.

Gießen Sie nun den gesamten Limettensaft über die Masse (gegen Verfärbung).

Tomaten und Chilischote waschen und in kleine Stücke schneiden, diese mit dem Joghurt vermischen und anschließend unter die Masse rühren.
Die gehackte Petersilie hinzufügen, mit Pfeffer, Salz und Chilipulver abschmecken und zum Schluss mit einem Korianderblatt garnieren und anrichten.

Budapester Eistee

Rezept ergibt einen Liter Tee

kcal.: 151

Zubereitung:

- grüner Tee (lose oder in Teebeuteln)
- 300 ml direkt-Orangensaft (auch Zitronensaft)
- 700 ml Wasser
- Eiswürfel
- Flüssigsüßstoff (nach Geschmack)

Zubereitung:

Der grüne Tee wird, wie auf der Verpackung angegeben, für 3 Portionen gekocht und danach für mindestens 6 Minuten (nach Geschmack auch länger) ziehen gelassen.

Im Anschluss wird der leicht abgekühlte Tee mit dem Orangensaft gemischt, dann mit dem Flüssigsüßstoff gesüßt und anschließend kalt gestellt. Den eiskalten Tee über Eiswürfel gießen und in Gläser gefüllt servieren.

Terere

Rezept für einen Liter Getränk

kcal.: >12

Zutaten:

- 2 EL Matekraut
- Saft einer halben Zitrone oder Limette
- 1 L Wasser
- Minzeblätter
- 10 – 30 Tropfen Flüssigsüßstoff
- 1 Teefilter (Stoff, „Ei“ oder Papier)

Zubereitung:

2 Esslöffel Matekraut in den Teefilter geben, diesen in Ihre Kanne einhängen und mit einem Liter kochendem Wasser übergießen. 5 – 10 Minuten ziehen lassen und anschließend den Teefilter aus der Kanne entfernen. Das Getränk etwas abkühlen lassen und nach Geschmack mit Zitronensaft, Minzeblättern und/oder Süßstoff abschmecken.

Sehr gut umrühren, kalt stellen und eiskalt servieren und genießen!

TIPP: Hervorragender Durstlöscher!

Ayran

(für einen Liter Getränk)

kcal.: 200

Zutaten:

- 500 ml Naturjoghurt
- 500 ml Wasser
- Salz

Zubereitung:

Vermischen Sie komplett den Joghurt und das warme Wasser, geben Sie nach Geschmack Salz dazu und verrühren alles gründlich. Kaltstellen und unbedingt gut gekühlt servieren!

Bananen-Avokado Shake

kcal.: 338

Zutaten:

- 1 kleine Avocado
- 2 Bananen, mittelgroß und sehr reif 170400
- 500 ml Molke (Natur)
- Stevia
- Eiswürfel

Zubereitung:

Die Avocado halbieren, entkernen, das Fruchtfleisch der Schale entnehmen und in den Mixer geben. Die Bananen schälen, zerkleinern und ebenfalls in den Mixer geben. Nun einen ¼ Liter Molke dazu gießend und alles gleichmäßig miteinander pürieren. Mit Stevia süßen, die Eiswürfel und restliche Molke hinzufügen und ein weiteres Mal alles kurz durchmixen. Servierfertig!

TIPP: Auch mit anderen Beerenfrüchten oder Mango sehr schmackhaft!

Thema Milchersatz

Der Verzicht auf Milch und viele weitere Milchprodukte gestaltet sich für zahlreiche betroffene, heilfastende Menschen und Allergiker schwierig. Nachstehend einige wirkliche Alternativen zu frischer Milch, welche Sie sich komplikationslos, preisgünstig und einfach zu Hause selbst herstellen können.

Die Konsistenz Ihrer hergestellten Milchersatzprodukte bestimmen Sie ganz allein! Die Zugabe oder Nichtverwendung von mehr oder weniger Wasser konzentriert oder verdünnt das von Ihnen herzustellende Getränk.

1 – Kokosmilch

Zutaten:

- 1 Kokosnuss
- 50 ml Wasser (basisch)
- das Mark einer ¼ Vanilleschote

Zubereitung:

Kokosnuss öffnen, Kokoswasser ablaufen lassen und auffangen. Die Nuss halbieren und nun mit Hilfe eines Messers das Fruchtfleisch vorsichtig herausschaben.

Das Kokoswasser, das ausgeschabte Vanillemark, die 50 ml basisches Wasser, sowie das vorbereitete Fruchtfleisch der Kokosnuss werden nun vorsichtig miteinander gemischt und anschließend mit dem Mixer glattgerührt. Gut gekühlt – einfach köstlich!

TIPP: Eine wirklich reife Kokosnuss muss nicht zerschlagen oder zerhackt werden, um an das schmackhafte Kokoswasser zu gelangen.

Einer der drei Augenpunkte jeder Kokosnuss ist in der Regel so weich, dass dieser leicht mit einem Schraubenzieher, Nagel, Schlüssel o.Ä. durchstoßen werden kann.

Danach Wasser ablaufen lassen oder die Frucht mit Hilfe eines Strohhalmes leer trinken!

2 – Mandelmilch

Zutaten:

- 200 g Bio-Mandeln
- ½ – 1 Liter basisches Wasser
- Stevia, Birnendicksaft oder Agavendicksaft zum Süßen

Zubereitung:

Die Mandeln über Nacht in kaltem Wasser einweichen, dann abgießen und gut abtrocknen lassen.

Danach die vorbereiteten Mandeln in einem geeigneten Mixgerät jetzt fein zermahlen und je nach Wunsch mit einem halben, bis zu einem Liter basischem Wasser auffüllen (der Mandelanteil der Milch kann somit variieren). Jetzt mit Agavendicksaft,

Birnendicksaft oder Stevia süßen und alles noch einmal gut durchmischen.

Im Anschluss wird die Mandelmilch durch ein feines Sieb gegeben, um die festen Bestandteile der Mandeln herauszufiltern.

TIPP: Die selbst hergestellte Mandelmilch hält sich im Kühlschrank für 3 - 4 Tage!

3 – Hafermilch

Zutaten:

- 100 g Haferflocken
- 1 Liter basisches Wasser
- 1 Prise Salz
- nach belieben Stevia, Honig oder Dattelsierup

Zubereitung:

Weichen Sie für mindestens 10 – 12 Stunden 100 g Haferflocken mit 100 ml Wasser in einer passenden Schüssel ein. Anschließend das überschüssige Wasser abgießen und mit dem Liter frischen basischen Wassers und dem Salz vermischt, im Mixer fein pürieren. Danach wird die Flüssigkeit durch ein geeignetes Sieb oder feines Tuch gepresst, aufgefangen und gut gekühlt aufbewahrt.

Sollte die Hafermilch etwas bitter schmecken soll diese erhitzt werden und für etwa 10 Minuten leicht köcheln.

Nach Belieben ggf. jetzt mit Stevia, Honig oder Dattelsirup süßen

4 – Sojamilch

Zutaten:

- 100 g Sojabohnen
- 300 ml basisches Wasser

Zubereitung:

Weichen Sie in reichlich Wasser 100 g Sojabohnen über Nacht ein, bis diese ihre Größe verdoppelt haben. Danach das überschüssige Wasser abgießen, die gequollenen Bohnen mit den 300 ml Wasser mischen und im Mixer solange glatt pürieren, bis keine Sojabohnenbestandteile mehr vorhanden sind.

Die Flüssigkeit wird nun durch ein feines Sieb oder geeignetes Tuch abgeseiht und die aufgefangene Sojamilch im Anschluss für 18 – 20 Minuten bei schwacher Hitze gekocht.

Die Milch kann nach dem Abkühlen in geeignete Behälter oder Flaschen abgefüllt werden und ist im Kühlschrank für etwa 10 – 14 Tage haltbar.

Haftungsausschluss

Die Umsetzung aller enthaltenen Informationen, Anleitungen und Strategien dieses Buchs erfolgt auf eigenes Risiko. Für etwaige Schäden jeglicher Art kann der Autor aus keinem Rechtsgrund eine Haftung übernehmen. Für Schäden materieller oder ideeller Art, die durch die Nutzung oder Nichtnutzung der Informationen bzw. durch die Nutzung fehlerhafter und/oder unvollständiger Informationen verursacht wurden, sind Haftungsansprüche gegen den Autor grundsätzlich ausgeschlossen. Ausgeschlossen sind daher auch jegliche Rechts- und Schadensersatzansprüche. Dieses Werk wurde mit größter Sorgfalt nach bestem Wissen und Gewissen erarbeitet und niedergeschrieben. Für die Aktualität, Vollständigkeit und Qualität der Informationen übernimmt der Autor jedoch keinerlei Gewähr. Auch können Druckfehler und Falschinformationen nicht vollständig ausgeschlossen werden. Für fehlerhafte Angaben vom Autor kann keine juristische Verantwortung sowie Haftung in irgendeiner Form übernommen werden.

Urheberrecht

Impressum

2018

1. Auflage

Druckerei: Amazon Media EU S.á r.l., 5 Rue Plaetis, L-2338, Luxembourg

Kontakt:

Evrim Dagdelen

Finkenweg 27

64695 Darmstadt

Covergestaltung: www.depositpHotos.com

47311977R00068

Printed in Poland
by Amazon Fulfillment
Poland Sp. z o.o., Wrocław